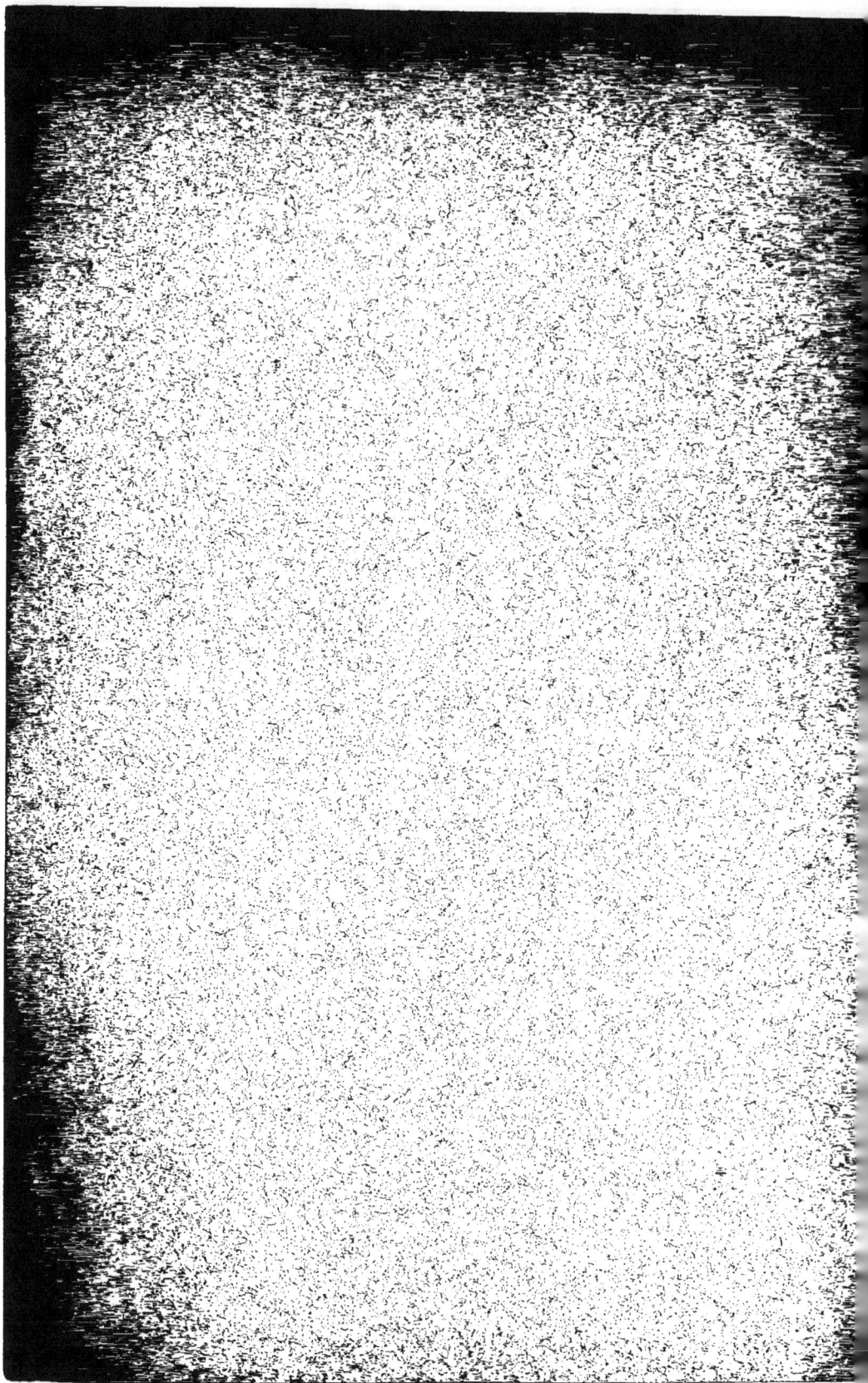

LES

RAYONS DE ROENTGEN

RADIOGRAPHIE. — RADIOSCOPIE

CONFÉRENCE

Faite à l'Amphithéâtre de la Faculté des Lettres de Clermont-Ferrand

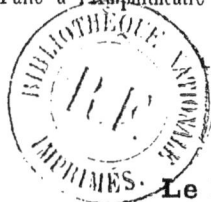

LE VENDREDI 5 MARS 1897

PAR

Le Dr Ch. TRUCHOT

Professeur de Physique biologique à l'Université de Clermont

CLERMONT-FERRAND

TYPOGRAPHIE ET LITHOGRAPHIE G. MONT-LOUIS

Rue Barbançon, 2

1897

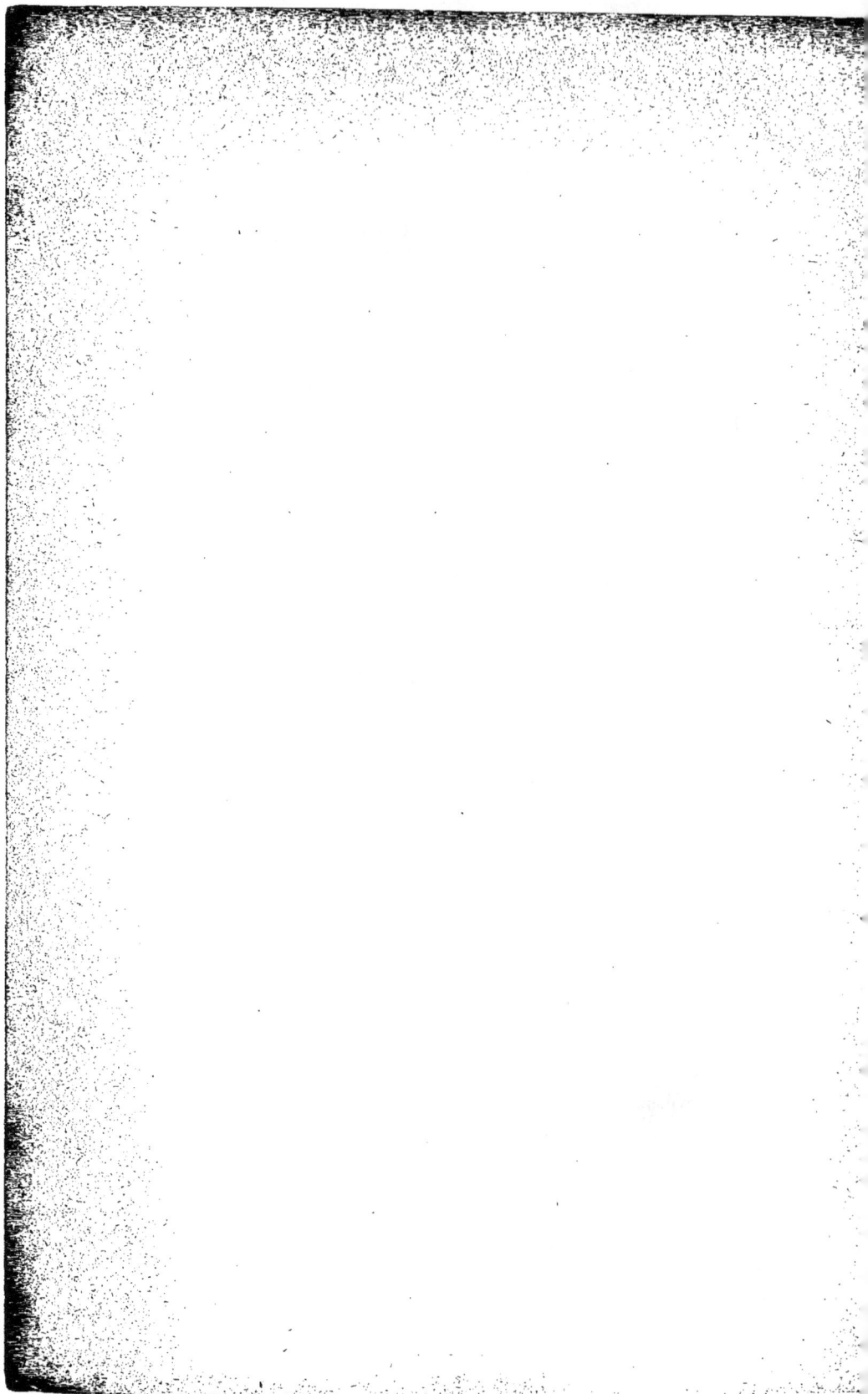

LES RAYONS DE ROENTGEN

RADIOGRAPHIE. — RADIOSCOPIE

Mesdames,
Messieurs,

Il y a sans nul doute de la témérité de ma part à vous
entretenir d'une découverte que vous connaissez déjà très
bien, et sur laquelle je n'ai vraisemblablement pas grand'-
chose à vous apprendre. Les journaux, les revues illus-
trées ont, à son sujet, répandu à profusion les articles et
les gravures, et toutes les conversations ont été pendant
longtemps défrayées par les fameux rayons X. Aussi ma
tâche est-elle des plus ardues et m'expose à cette fâcheuse
alternative : ou bien de vous raconter ce que vous savez
déjà amplement, ou bien de me lancer dans d'arides con-
sidérations techniques : deux façons d'être ennuyeux que
je voudrais pouvoir éviter.

Je vais donc essayer, comptant sur votre bienveillante
attention, de vous exposer d'abord l'historique de la découverte du physicien de Würtzbourg, puis la description
des instruments et appareils employés aujourd'hui, après
quoi nous passerons en revue ses applications, si nombreuses et si variées.

I. Lorsqu'une étincelle électrique éclate entre les deux
pôles d'une machine statique ou d'une bobine d'induction,
elle se présente sous la forme d'un trait de feu grêle et si-
nueux ; mais faisons jaillir la décharge dans un tube tel

que celui-ci, dans lequel on a fait le vide ; nous le voyons aussitôt s'illuminer dans toute son étendue, et l'étincelle le remplit tout entier, en présentant des colorations et des stries particulières que les constructeurs se sont ingéniés à compliquer de mille manières. Ces tubes, dits de Geissler, sont d'ailleurs bien connus, et je ne m'y arrêterai pas. J'appellerai seulement votre attention sur un point : le pôle positif, par où entre le courant, s'entoure d'une lueur violette, tandis qu'autour du pôle négatif, que l'on appelle *cathode*, existe un espace obscur. Si le degré de vide est poussé très loin, l'espace obscur s'étend plus loin, et lorsqu'on arrive à un vide presque parfait, le tube ne s'illumine plus, mais les parois opposées à la cathode présentent une lueur fluorescente verte. Un physicien anglais, Crookes, a tout particulièrement étudié les propriétés de ces tubes où le vide est poussé aussi loin que possible ($\frac{1}{1.000.000}$ d'atmosphère environ, tandis que, dans les tubes de Geissler, le vide est à peu près de $\frac{1}{1.000}$ d'atmosphère). Il a montré que la fluorescence de la paroi anticathodique était due à des radiations invibles qui, s'échappant normalement à la cathode, viennent en droite ligne frapper la paroi opposée, et ceci, indépendamment de la position du pôle positif.

Crookes considérait ces rayons comme matériels et les désignait sous le nom de matière radiante ; il admettait que la fluorescence était due à une sorte de bombardement moléculaire, et les faits observés sont d'accord avec cette manière de voir. Toutefois les Allemands ont proposé le nom moins explicite de *rayons cathodiques*, qui ne suppose aucune hypothèse. De ces rayons cathodiques dérivent les rayons X, comme nous allons le dire.

Je n'insisterai pas sur les très nombreuses expériences répétées par Crookes pour étudier les propriétés de la matière radiante, non plus que sur les recherches pourtant si curieuses et si originales de Hertz et de Lénard, qui ont joué le rôle obscur et quelque peu sacrifié de précurseur, pour arriver tout de suite à la découverte du professeur Rœntgen.

Ce physicien étudiait précisément les rayons cathodiques et répétait une expérience de Lénard. Un jour, il eut l'idée d'entourer de papier noir le tube de Crookes avec lequel il opérait, afin de ne pas être gêné par les lueurs fluorescentes émises. Dans le voisinage se trouvait par hasard une feuille de carton recouverte d'une substance particulière : le *platinocyanure de baryum*. Dès que le tube fut mis en activité, cet écran s'illumina sans qu'aucun rayon lumineux visible traversât l'enveloppe de papier noir. La main de l'opérateur, interposée entre le tube et l'écran, y projeta son ombre, et cette ombre présenta les caractères tout particuliers que vous connaissez ; les *rayons* X étaient découverts !

Le hasard, sans doute, avait favorisé Rœntgen, mais il a eu le mérite de savoir en profiter ; ajoutons à sa louange qu'il désigna modestement ces nouveaux rayons, dont la nature était inconnue, sous le nom de rayons X.

II. Cette découverte, faite dans le courant de décembre 1895, se répandit avec une rapidité sans exemple, et non-seulement dans le monde savant et dans les revues scientifiques, mais encore dans la presse quotidienne. Les résultats si étonnants si imprévus que l'on obtenait passionnèrent bien vite l'opinion publique et tout le monde se mit à faire de la photographie par les rayons X.

Le matériel d'ailleurs n'est pas des plus compliqués : une pile, une bobine de Rumkorff et enfin un tube de Crookes, dont la plupart des laboratoires de physique possédaient un spécimen.

Ce tube, que je vous présente ici (fig. 1), était utilisé dans les cours pour démontrer les propriétés de la matière radiante ou des rayons cathodiques ; ces rayons, comme nous l'avons déjà dit, produits par la cathode, allaient frapper la partie opposée du tube et y projetaient par exemple l'ombre d'un écran découpé en forme de croix; cette ombre se détachait en noir au milieu de la fluorescence verdâtre produite par ce que Crookes appelait le bombardement moléculaire. Il est certain que les parois du tube ainsi rendues fluorescentes émettaient des rayons X, et toutes les fois qu'on a fait fonctionner un pareil tube dans les cours de physique, on a produit des rayons X sans s'en douter ; de même que M. Jourdain faisait de la prose sans le savoir.

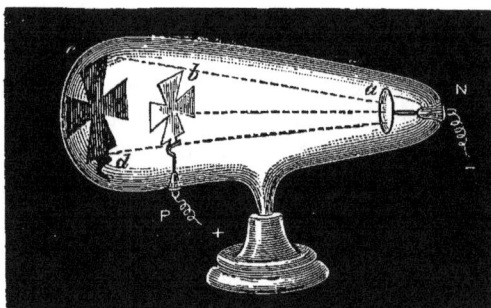

Fig. 1.

Les premiers tubes destinés à répéter les expériences de Rœntgen ont d'ailleurs été construits sur le modèle de celui-ci, et en voici un : la cathode en forme de miroir concave est située à l'extrémité de l'ampoule de verre et projette sur la paroi opposée un faisceau convergent de rayons cathodiques. Ceux-ci, arrêtés par cette paroi, ne peuvent se propager en dehors ; mais, sous leur choc continuel, la paroi s'échauffe, s'illumine d'une lueur fluorescente et enfin donne naissance aux rayons nouveaux, qui, eux, traversent le verre et s'échappent.

Les propriétés de ces deux sortes de rayons sont d'ailleurs différentes.

Les premiers se propagent dans l'air très raréfié, mais on dans l'air ordinaire ; ils sont déviés par un aimant ;

par leur choc, par le bombardement moléculaire, ils échauffent le verre, provoquent sa fluorescence, portent au rouge blanc une lame de platine, comme nous le verrons tout à l'heure.

Les seconds, au contraire, sont insensibles à l'action de l'aimant, ne se laissent ni réfléchir, ni réfracter, ni polariser et traversent l'air aussi bien que le vide ; enfin, et surtout, aussi immatériels sans doute que la lumière, ils pénètrent la plupart des corps mieux qu'elle-même, et au risque de déconcerter nos habitudes, ils traversent avec une facilité singulière des corps que nous considérons comme les plus opaques : le caoutcouc durci, le papier blanc ou noir, le bois, le liège, rien de tout cela ne les arrête.

Une des premières expériences de Rœntgen a été précisément de leur faire traverser un gros volume de 1,000 pages qui se trouvait sous sa main ; un traité de physique fort savant où il n'était pas question d'eux. Quelques métaux même ne sont pas épargnés, et l'aluminium en particulier est traversé avec la plus grande facilité.

Et comme pour se jouer de nous, ces mystérieux rayons X se laissent arrêter par le verre, par le cristal de roche !

Enfin, ils ont la propriété déjà signalée de développer la fluorescence de certaines substances et d'impressionner les plaques photographiques.

De ces deux dernières propriétés résultent la radioscopie et la radiographie.

III. *Appareils.* — Les premières expériences ont été faites avec les ampoules de Crookes ; on en a bien vite reconnu les imperfections ; les rayons X étant produits par toute l'étendue de la paroi anti-cathodique, les images fournies ne pouvaient pas être bien nettes ; il faut bien remarquer en effet que les photographies obtenues avec ces rayons ne sont pas des images au sens réel du mot, mais bien de simples silhouettes, de simples ombres. On comprend que la netteté de ces silhouettes, de ces ombres, sera d'autant plus parfaite que la source lumineuse aura une plus petite surface.

Sans entrer dans le détail des procédés fort ingénieux que l'on a d'abord imaginés pour améliorer le fonctionnement de ces ampoules de Crookes, soit au moyen d'un aimant, permettant de concentrer le faisceau des rayons cathodiques sur un point de la paroi, soit au moyen d'électrodes extérieures de formes appropriées, soit enfin au moyen de diaphragmes, il suffira de décrire un tube qui donne d'excellents résultats, grâce à une disposition imaginée par Thomson, et que l'on désigne sous le nom de tube Focus (fig. 2). Ce tube comporte encore une cathode concave d'assez petite dimension, qui projette les rayons cathodiques, non plus sur la paroi même du tube, mais bien sur une petite lame de platine inclinée à 45°. C'est cette lame qui devient alors le centre d'émission des rayons X.

En raison de ses faibles dimensions, la netteté obtenue est beaucoup plus grande; la pénombre étant réduite autant que possible, l'ombre a ses bords plus nettement délimités. D'autre part, on peut employer des courants intenses, la lame de platine pouvant être portée au rouge sans trop d'inconvénient, tandis que la paroi de verre des tubes de Crookes risquerait, dans ces conditions, de se ramollir et de se percer.

Les avantages du tube Focus sont donc d'augmenter la netteté et de diminuer le temps de pose. Il est possible d'obtenir plus de netteté encore, en utilisant le tube imaginé par un de nos bons amis, M. Colardeau, qui n'est d'ailleurs pas inconnu à Clermont, où il était professeur au lycée, il y a quelques années.

Ce tube se distingue par la petitesse de ses dimensions et en particulier de la lame Focus, qui n'a guère que deux millimètres de côté; aussi la source des rayons X est-

elle réduite presque à un point et la perfection des images
est absolue.

J'ajouterai que, grâce au faible diamètre de ce tube, on
a pu amincir la paroi sans compromettre sa résistance ; il

FIG. 2.

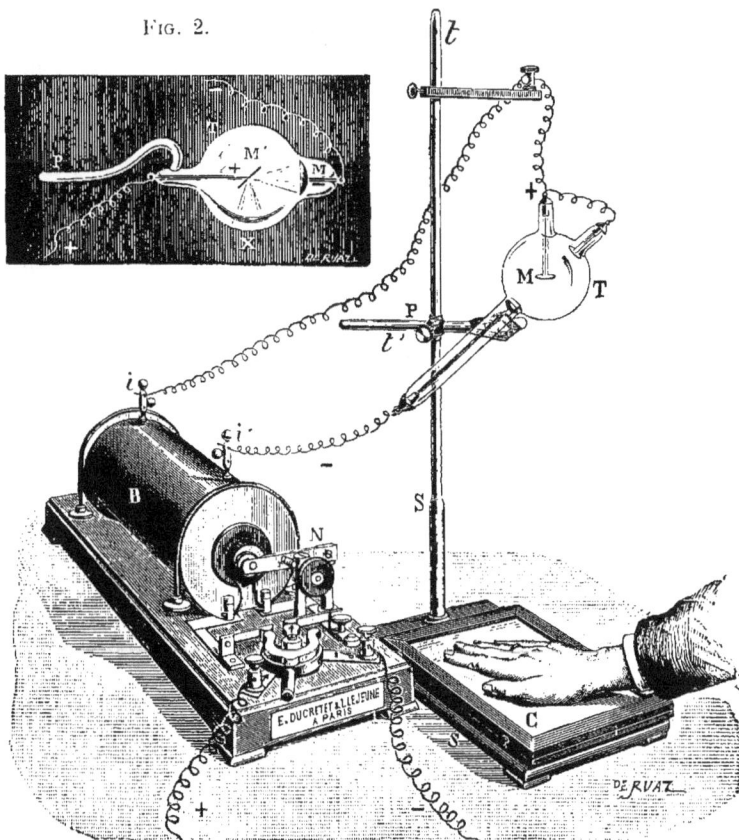

FIG. 3.

en résulte que l'absorption des rayons X par le verre est
réduite au minimum et la durée de la pose est diminuée
d'autant. Toutefois, on ne peut utiliser avec ce tube de

très forts courants et, suivant les circonstances, on préfé-
rera soit le tube Focus ordinaire, soit le tube Colardeau.

Dans ces tubes, quels qu'ils soient, on a fait une pre-
mière fois un vide convenable pour leur assurer le maxi-
mum de production de rayons de Rœntgen.

Mais, par suite de l'échauffement de la paroi anticathodique, ou de la lame Focus, ce vide augmente peu à peu
et, au bout de quelques heures de fonctionnement effectif,
on s'aperçoit que leur puissance s'amoindrit. Il suffit, pour
les mettre en état de les chauffer pendant quelque temps
dans une étuve à une température de 100, 150 ou même
200 degrés. Les parois de verre abandonnent alors quelques traces d'air qu'elles avaient occlus, et le degré de
vide redevient meilleur. Toutefois cette manœuvre est
délicate et expose à dépasser le but : le tube, qui était de-
venu trop résistant, ne l'est plus assez. Les nouveaux tubes
sont munis d'une troisième électrode en palladium, grâce
à laquelle on arrive, soit en la chauffant, soit au contraire
en la prenant comme anode, à restituer ou à enlever à
l'atmosphère du tube une minime quantité d'air, de manière à obtenir le vide le plus favorable aux rayons X.

Comment s'assurer autrement que par des expériences
photographiques que le tube est dans les meilleures conditions ? On met à profit une très curieuse propriété des
rayons X, dont je n'ai pas encore parlé. Lorsqu'on lance
un faisceau de ces rayons sur un corps électrisé, celui-ci
est immédiatement déchargé. L'expérience se fait avec
un électroscope que l'on charge par la méthode ordinaire.
Un bon tube du système Colardeau doit le décharger en
une seconde à 50 centimètres de distance. On a ainsi un
moyen simple et rapide d'apprécier la valeur d'un tube.
Mais je ne puis insister plus longtemps sur ces détails, si
importants qu'ils soient dans la pratique, et j'arrive aux
sources de courants nécessaires pour actionner les tubes.

L'emploi d'une machine statique, ainsi que celui d'un
alternateur, ne donne pas dans la pratique des résultats

aussi satisfaisants que celui d'une bobine de Ruhmkorff.
Un tube Focus, suivant ses dimensions, peut être actionné
par une bobine de 8, 15, 25 et même 35 centimètres d'é-
tincelle. Le tube Colardeau se contente d'une bobine de
5 à 8 centimètres d'étincelle seulement. Ce ne sont pas,
comme vous le voyez, des jouets d'enfants, et la manœuvre de ces appareils, quoique simple et facile, demande
cependant un peu d'attention et d'expérience.

IV. *Résultats.*— Mais c'est assez, c'est déjà trop avoir
abusé de votre attention pour vous décrire ces instruments; il me tarde de vous parler des résultats obtenus
et des applications déjà réalisées.

Bien que la découverte du professeur Rœntgen date de
quinze mois à peine, ses applications sont déjà si nombreuses que je serai obligé de faire un choix et de n'insister que sur les points vraiment intéressants.

Et d'abord, rien de plus simple que d'explorer, sans
les ouvrir, le contenu d'un porte-monnaie ou d'un porte-
feuille. C'est l'affaire d'une minute; il suffit de placer l'ob-
jet en question sur un châssis contenant une plaque photographique et de disposer un tube au-dessus à 20 ou 25 centimètres de distance (fig. 3). La bobine est mise en activité
pendant le temps nécessaire; il n'y a plus ensuite qu'à
développer la plaque par les procédés ordinaires et on
obtient la silhouette désirée.

Voici par exemple un porte-cartes que j'ai soumis à
cette expérience : le cliché obtenu va être projeté. Vous
apercevez nettement le porte-mine métallique, qui a laissé
une ombre vigoureuse, puis un paquet de cartes de visite
légèrement estompé et enfin les initiales que vous lisez
très aisément. Quant au porte-cartes lui-même, en peau
de crocodile, il n'a laissé qu'une trace peu accentuée.

Voici également un porte-monnaie dans lequel se trou-
vaient, comme vous le voyez, plusieurs pièces de monnaie,
une petite clef et une médaille dont vous pouvez recon-

naître l'effigie et lire l'inscription. C'est une médaille d'a-
luminium.

N'allez pas aujourd'hui expédier des médailles ou des
monnaies dans une lettre, la poste, au courant des nouveaux procédés photographiera la lettre et découvrira facilement le corps du délit.

Ne songez plus *à fortiori* à envoyer comme échantil-
lons sans valeur des bijoux ou des diamants, les rayons
X pénétreront sans peine au travers de la boîte et décou-
vriront votre supercherie. Nous allons projeter la radiographie d'une boîte ainsi expédiée par la poste. Vous
voyez qu'elle contenait en réalité un bracelet, une bague
et deux boucles d'oreilles. Remarquez en particulier ces
dernières : la monture se voit très nettement, tandis que
les brillants n'ont laissé qu'une ombre légère ; on peut en
conclure que ce sont de vrais diamants, car tandis que le
strass est très opaque pour les rayons X, le diamant
se laisse aisément traverser par eux. C'est même là un
procédé à recommander pour discerner un diamant vrai
d'un faux ; d'autant plus que l'on peut opérer sans dété-
riorer les bijoux, sans même y toucher (fig. 4).

Une application d'un tout autre genre est la suivante :
on sait que le cocon mâle donne un rendement en soie
plus considérable que le cocon femelle; il y aurait par
conséquent intérêt à développer par la sélection la pré-
pondérance des cocons mâles. Or l'emploi des rayons X
permet de reconnaître à l'avance le sexe des cocons, car
les chrysalides femelles contiennent déjà des œufs qui se
trouvent être fort peu transparents et par suite faciles à
déceler ; de là un procédé déjà entré dans la pratique
pour résoudre la question. Je ne puis insister sur beaucoup d'autres applications cependant fort intéressantes
aussi, telles que l'examen des soies chargées, la re-
connaissance de certaines falsifications des denrées ali-
mentaires, etc.

Laissez-moi cependant vous citer le fait suivant : Une

dame s'était amusée à pétrir elle-même des brioches ;
elle s'applaudissait déjà de leur réussite parfaite, lorsqu'elle s'aperçut qu'il lui manquait au doigt une bague.
indubitablement, cette bague avait dû tomber dans la
pâte ; mais comment s'en assurer sans ouvrir et briser
tous les gâteaux ? Une idée lumineuse lui vint à l'esprit.
Un de ses amis voulut bien se charger de soumettre aux
rayons X les gâteaux et détermina aisément la place exacte
où s'était logée la bague disparue.

Si importantes que soient les applications que je viens
de signaler, elles sont loin cependant de présenter autant
d'intérêt que celles qui se rapportent à la chirurgie et
à la médecine.

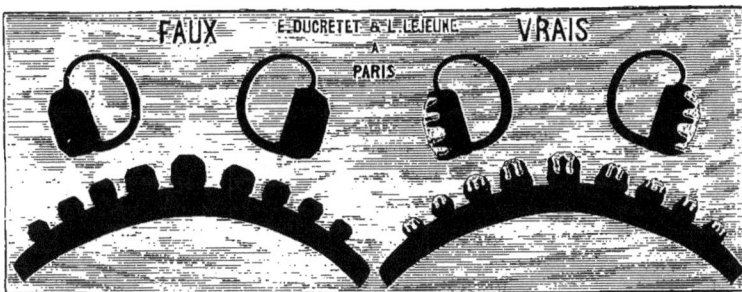

FAUX — E. DUCRETET & L. LEJEUNE — VRAIS — À PARIS

FIG. 4.

En résumant l'historique de la découverte du professeur Rœntgen, nous avons dit que la main du physicien,
interposée entre le tube de Crookes et l'écran fluorescent,
avait projeté sa silhouette avec des caractères tout particuliers. C'est en effet l'ombre du squelette de cette
main que l'on aperçoit, lorsqu'on répète cette expérience ;
et cela tient à ce que les rayons X traversent les chairs
et sont arrêtés au contraire par les os. Cette propriété si
inattendue a été aussitôt mise à profit et, de toutes parts,
on s'est mis à radiographier des mains, des bras, des
jambes, sans se lasser d'admirer d'aussi étranges choses.

Mais la curiosité était à peine satisfaite que déjà les applications pratiques abondaient. Une aiguille s'était implantée dans la main d'une ouvrière; avant de faire une incision pour la découvrir et l'extraire, on eut l'idée de soumettre cette main aux nouveaux rayons; on aperçut sans difficulté l'aiguille plus opaque encore que les os, et il devint facile de l'enlever par une incision insignifiante. Un peu plus tard, ce fut une balle de revolver que l'on chercha par le même procédé; au lieu d'une on en aperçut deux; la balle s'était partagée en deux, en frappant le second métacarpien; les deux fragments furent ensuite aisément extraits.

Les fractures, les luxations sont également facilement déterminées par ce moyen. Il n'y a pas longtemps, un ouvrier renversé par une voiture avait la clavicule cassée; malgré tous les soins, la consolidation de cette fracture se fit assez mal, et il en résulta pour cet homme une certaine difficulté à faire son travail habituel; d'où procès et demandes de dommages et intérêts. Les juges, peu compétents pour apprécier l'irrégularité du col osseux, n'auraient peut-être pas pu aisément conclure à la légitimité de cette demande; mais on leur présenta une radiographie et leur jugement fut facilement motivé.

Les lésions osseuses, les abcès froids, le mal de Pott, etc., sont également radiographiés avec succès et le diagnostic en est confirmé sans doute possible.

De même l'état de l'ossification, chez l'enfant ou chez le fœtus, est facile à apprécier, et cela peut être d'une grande utilté en médecine légale. Voici par exemple la main d'un enfant de trois ans que l'on projette en ce moment; on aperçoit distinctement l'ossification encore incomplète du corps et les intervalles relativement considérables qui existent entre les phalanges. Voici ensuite la main d'un enfant de quatre mois, puis le pied d'un fœtus.

Comparez maintenant la main d'adulte que voici; elle montre bien l'état normal de l'ossification.

Voici maintenant un bel exemple du parti précieux que l'on peut tirer aujourd'hui des rayons X.

Un enfant de quatre ans avait avalé en s'amusant un petit sou qui s'arrêta dans l'œsophage sans descendre jusque dans l'estomac; il fut impossible de l'extraire ou de le pousser plus loin, et dans la crainte de provoquer des déchirures, on dut cesser ces tentatives.

Les symptômes s'aggravant, il fallut se résoudre à pratiquer une incision pour extraire ce sou; mais l'œsophagotomie est chose délicate. Heureusement en radiographiant le thorax de l'enfant, on put déterminer la place précise où il se trouvait. Il fut alors facile au docteur Péan de l'enlever, et l'enfant fut rapidement guéri.

Permettez-moi encore de vous citer le fait suivant :

M. Vasseur, préparateur à la Faculté de Marseille, avait un jour avalé un petit os, qui, arrêté au fond de la gorge, le gênait horriblement. Après plusieurs essais infructueux pour le faire descendre dans l'estomac ou pour l'extraire avec le panier de Græffe, on dut envisager la nécessité d'une opération, mais avant de la pratiquer, le patient eut l'idée de se soumettre aux rayons X. Quel ne fut pas son étonnement lorsqu'il constata que le petit os en question n'était plus dans son œsophage. L'opération était donc parfaitement inutile et il fut grandement reconnaissant aux nouveaux rayons de la lui avoir épargnée. L'os avait dû évidemment glisser dans l'estomac au cours des tentatives faites pour l'extraire, mais les petites meurtrissures ou déchirures inévitables en pareilles circonstances faisaient croire par la persistance de la douleur qu'il était encore arrêté dans l'œsophage.

Ce n'est pas seulement la chirurgie comme on l'avait d'abord pensé qui peut bénéficier de la découverte du docteur Rœntgen; la médecine à son tour la met à profit.

C'est ainsi que l'on est parvenu à radiographier les cavernes d'un poumon tuberculeux, confirmant ainsi le diagnostic établi suivant les règles ordinaires; plus ré-

cemment le docteur Bouchard, de l'Institut, professeur
à la Faculté de médecine de Paris, avec toute l'autorité
qui s'attache à son nom, a montré à l'Académie des
sciences, comment les rayons X lui ont permis de reconnaître un épanchement pleurétique, et le professeur
Bergonié, de Bordeaux, dans des expériences fort bien
conduites, a reconnu que la radiographie donne aisément
la même précision que l'auscultation minutieuse faite par
un habile praticien.

Les anévrismes de l'aorte, les kystes hydatiques du
foie, etc., ont pu être aperçus et à mesure que la puissance
des appareils augmentait, le champ des applications s'é-
tendait plus rapidement qu'on eût osé l'espérer.

Et ce n'est pas tout. On est bien vite arrivé à utiliser
les nouvelles radiations, non plus seulement comme
moyen d'exploration et de diagnostic, mais encore
comme agent thérapeutique et curatif. Les expériences
de Lortet et Genoud, de Rendu, du Castel et Villain,
permettent d'espérer que l'on réussira à enrayer les progrès de la tuberculose (fig. 5).

V. *Radioscopie.*— Nous avons supposé jusqu'ici qu'on
avait recours aux propriétés photographiques des rayons X;
mais il est possible, et parfois même avantageux, d'utiliser leur action sur les substances fluorescentes, et, au lieu
de faire des radiographies, de faire de la radioscopie.
Nous savons déjà en effet qu'en interposant la main entre
un tube de Crookes en activité et un écran recouvert de
platino-cyanure de baryum, ou de tungstate de calcium,
dans une chambre obscure, nous apercevons l'ombre du
squelette de la main sur l'écran.

L'avantage de cette méthode apparaît tout d'abord.
On voit directement, et sans attendre l'achèvement de
manipulations photographiques plus ou moins longues,
l'image de l'organe exploré. Si le sujet remue, cela n'a pas
d'inconvénient, tandis que les radiographies exigent pour

être nettes une immobilité absolue, immobilité d'autant
plus difficile à observer que la pose doit être plus longue;
aussi l'examen radioscopique est-il préféré toutes les fois
qu'on ne tient pas à garder une trace durable de l'observation; par contre, la méthode radiographique présente

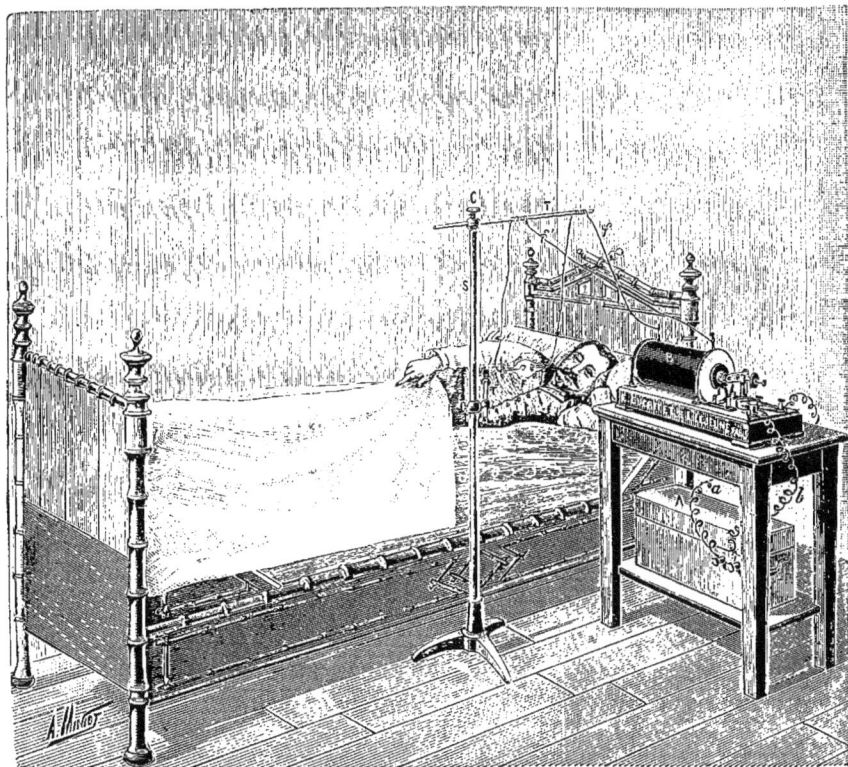

Fig. 5.

l'avantage de conserver un document parfois indispen-
sable, ou tout au moins souvent très utile, et de per-
mettre d'opérer, sauf à augmenter la pose, avec des bo-
bines et des tubes peu puissants. Tandis que l'observation

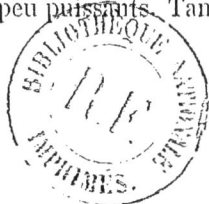

directe sur l'écran fluorescent exige absolument un appareil d'une puissance en rapport avec l'épaisseur des organes à traverser.

Cela tient, comme on le comprend aisément, à ce que la plaque photographique est capable d'emmagasiner en quelque sorte l'action des radiations, de sorte que le temps supplée à leur insuffisance; l'œil, au contraire, a besoin d'une intensité *minima* déterminée au-dessous de laquelle la vision est impossible, quelle que soit la durée de l'observation.

Mais lorsqu'on dispose d'un matériel suffisamment puissant, il n'y a rien de plus curieux que d'observer sur l'écran le thorax d'un sujet et l'on ne peut même s'empêcher de ressentir une certaine émotion en voyant ainsi le cœur battre, le diaphragme se contracter et les poumons se dilater, les côtes suivre les mouvements respiratoires; en assistant, en un mot, au mécanisme intime de la vie.

Telles sont les principales applications des rayons X que l'on a réalisées jusqu'à ce jour; il me semble que leur importance incontestable justifie, je dirai même impose l'installation d'un matériel complet de radiographie et de radioscopie dans nos hôpitaux.

Je viens de résumer une des plus récentes et des plus curieuses découvertes qui aient été faites dans le domaine de la physique appliquée à l'art de guérir, et j'ai essayé de vous en montrer les conséquences si inattendues et si merveilleuses. Je ne sais ce que peut nous réserver le siècle prochain, mais il semble vraiment que le dix-neuvième siècle ait voulu épuiser en ses dernières années la source intarissable des inventions. Déjà la vapeur, qui avait changé la face du monde, aurait suffi à l'illustrer; l'électricité avec le télégraphe, le téléphone, l'éclairage, le transport de la force, est venue à son tour augmenter son éclat et son prestige. Et, comme si toutes

les gloires devaient lui être dévolues, le siècle de la vapeur et de l'électricité pourrait, il me semble, s'appeler
aussi le siècle de Pasteur. Mais il tend aujourd'hui à mé-
riter le nom de siècle de la lumière.

Pour tout dire, en un mot, c'est par excellence le siècle
du Progrès !

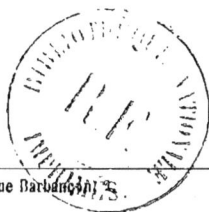

Clermont-Ferrand, typographie Mont-Louis, rue Barbançon, 3.

171

www.ingramcontent.com/pod-product-compliance
Lightning Source LLC
Chambersburg PA
CBHW070800210326
41520CB00016B/4769